DE LA

GANGRÈNE DU POUMON

DE LA

GANGRÈNE DU POUMON

DANS LA

PNEUMONIE AIGUE FRANCHE

PAR

Le Dr H. AUGROS

ANCIEN INTERNE DES HÔPITAUX DE PARIS.

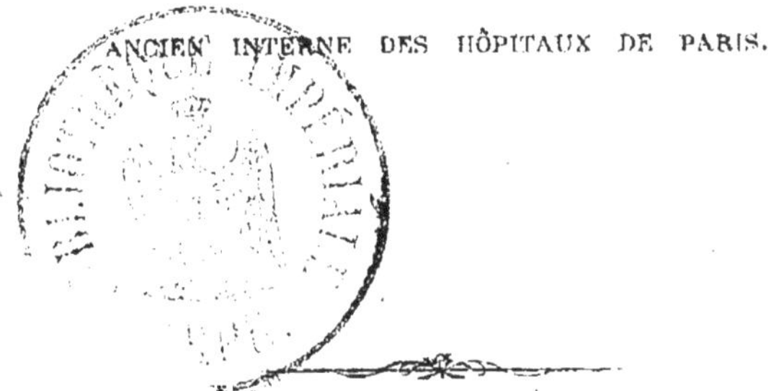

PARIS

IMPRIMERIE DE A. PARENT,

IMPRIMEUR DE LA FACULTÉ DE MEDECINE,

31, rue Monsieur-le-Prince, 31.

1866

DE LA

GANGRÈNE DU POUMON

DANS LA

PNEUMONIE AIGUE FRANCHE

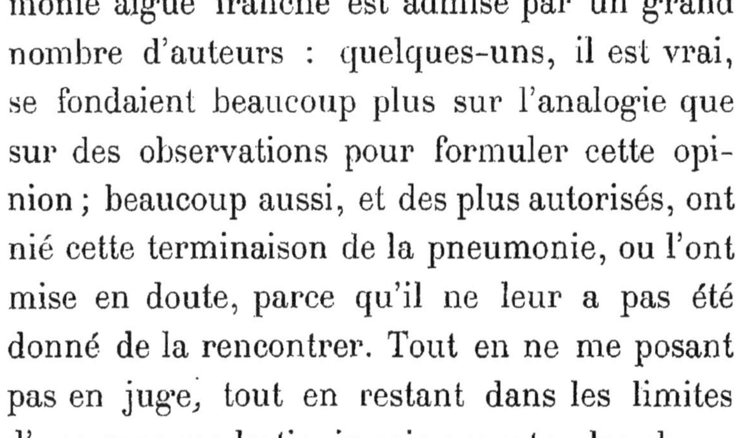

La terminaison par gangrène de la pneumonie aiguë franche est admise par un grand nombre d'auteurs : quelques-uns, il est vrai, se fondaient beaucoup plus sur l'analogie que sur des observations pour formuler cette opinion ; beaucoup aussi, et des plus autorisés, ont nié cette terminaison de la pneumonie, ou l'ont mise en doute, parce qu'il ne leur a pas été donné de la rencontrer. Tout en ne me posant pas en juge, tout en restant dans les limites d'une sage modestie, je vais apporter des observations qui viendront en aide à ceux qui ont supposé, et qui, j'ose l'espérer, pourront convaincre ceux qui ont douté ; et si mes prétentions s'élèvent jusqu'à secourir les uns et jusqu'à faire abandonner aux autres une opinion bien assise, c'est que les malades que j'ai vus m'ont été montrés par un maître dont tout le monde connaît le talent d'observation, M. Moissenet.

Le sphacèle du poumon succédant à une pneumonie franche aiguë, est une terminaison rare de cette maladie : bien plus fréquente en est la grangrène primitive ; plus souvent aussi la voit-on à la suite des pneumonies secondaires qui viennent compliquer la rougeole, la fièvre typhoïde, la variole, au même titre que la gangrène de la bouche et de la vulve, que l'ostéite, la nécrose et la carie : aussi souvent peut-être la voit-on succéder aux apoplexies pulmonaires, aux embolies des artères bronchiques, à la glycosurie et à l'alcoolisme.

Mais je ne m'étendrai point sur toutes ces causes, ne voulant point faire l'histoire de la gangrène du poumon, et restreignant mon sujet à la terminaison possible par gangrène de la pneumonie franche, je vais rapporter des observations, les discuter, afin de repondre par avance au doute que l'on pourrait y objecter : heureux si je fais pénétrer ma croyance dans l'esprit de ceux qui douteraient encore.

Presque tous les auteurs anciens qui ont traité de la pneumonie s'accordent à donner la gangrène du poumon comme une terminaison fréquente de cette maladie, considérant sans doute que toute inflammation pulmonaire pouvait se terminer par la gangrène, ainsi que l'inflammation de tout autre tissu. En cela ils jugeaient par analogie, ne se fondaient point sur l'expérience et ne distinguaient point, en ce qui concerne la gangrène du poumon, les pneumonies franches et les pneumonies secondaires. Ainsi, Paul d'Egine, Fabrice de Hilden, Van Swieten, Stool, Cullen, P. Franck, Sydenham, Pinel, quand ils parlent des terminaisons de la pneumonie, disent que souvent on voit la gangrène y succéder, et certains d'entre eux s'expriment en termes si précis qu'il est impossible de s'y méprendre.

Van Swieten, dans ses Commentaires sur Boerhaave, nous dit à la page 90 du Traité de la péripneumonie : « Elle dégénère en une autre maladie, qui dépend de la nature de l'inflammation du poumon même, selon que les fonctions naturelles de ce viscère sont plus ou moins altérées.... comme la pneumonie est une maladie essentiellement inflammatoire, il est évident qu'elle doit être susceptible de toutes les terminaisons de l'inflammation, qui sont la suppuration, la gangrène.... mais on est sûr que la gangrène est déjà formée, si le malade vient à cracher des matières ichoreuses, ténues, fétides, de couleur cendrée, livide, noire. » Et tous ces accidents il les rapporte à une inflammation extrêmement violente, ne disant rien des maladies qui pouvaient engendrer la pneumonie et par suite la gangrène, n'affirmant pas qu'il en soit ainsi dans le pneumonie franche.

P. Franck, au contraire, avait observé que très-rarement la gangrène du poumon succède à toute pneumonie sans distinction, ainsi que le prouve le passage suivant : « De gangræna « pulmonis rarissimis quæ ipsimet nosvidimus , « exemplis nobis constat. In pulmonis cum « pleurâ simul inflammatâ concretione hujus- « quidém cum illo communicatam conspeximus « gangrænam. » (*De inflammationibus*; lib. II, page 148).

Sydenham s'exprimait à peu près de la même manière que Van Swieten, quand il disait : « L'expectoration d'une matière glaireuse, livide et sanieuse qui ressemble à la lie de vin rouge, quelquefois plus noire, et quelquefois très-puante, est encore d'un plus mauvais présage que celle de cette matière ténue et crue; car elle est la suite de l'état gangreneux du poumon, ou de la destruction de la structure du sang. »

Nous voyons donc que Van Swieten avait tracé un tableau bien imparfait, il est vrai, mais saisissant de la gangrène du poumon , qu'il la rapportait à une inflammation extrêmement violente ; que Sydenham ne s'éloignait pas beaucoup de cette description ; mais que Franck réagissant contre cette opinion, que la pneu-

monie était la cause ordinaire de la gangrène
du poumon, disait au contraire qu'il n'en avait
trouvé que de rares exemples. Et actuellement se
range-t-on à l'idée de Franck, en disant que les
anciens trop facilement admettaient la gangrène
dans la pneumonie. Pour ma part j'accepte très-
volontiers cette récrimination, mais n'est-on
pas forcé d'admettre que Boerhaave, Van Swieten, Franck, Sydenham avaient observé pour
écrire ce qu'ils ont écrit. Les anciens, dit-on
encore, peu versés dans les recherches anatomi-
ques, croyaient à une gangrène du poumon
lorsque les tissus étaient simplement ramollis
et plus ou moins colorés en brun ou en noir
(Grisolle). Mais actuellement n'admet-on pas la
gangrène pulmonaire sur la symptomatologie,
symptomatologie que quelques-uns nous ont
laissée insuffisante, il est vrai, mais cependant
très-acceptable encore ? et avons-nous besoin
dans la plupart des cas, que l'autopsie vienne nous
montrer une caverne et le microscope des fibres-
cellules du poumon dans les crachats pour affirmer que pendant la vie il existe une gangrène
du poumon? Au contraire les symptômes observés servent plus au diagnostic et viennent plus
sûrement l'établir que la nécropsie ne vient le
confirmer. Je crois donc ce dernier reproche peu
fondé, et pour ce dire, je m'appuie sur la des-

cription qu'ils ont laissée de la gangrène pulmonaire.

Jusqu'à ces derniers temps, l'histoire de cette maladie se composait de quelques mots épars dans les auteurs et Bayle est le premier qui en donna une description complète. Laënnec vint ensuite qui, avec toutes les données de l'auscultation, en traça un tableau qui sera vrai dans tous les temps ; mais Laënnec revenant sur l'opinion des anciens qui trop souvent voyaient le sphacèle du poumon succéder à la pneumonie, est allé trop loin quand il a dit : « La grangrène du poumon est un cas assez rare ; on peut à peine la ranger au nombre des terminaisons de l'inflammation de cet organe, et encore moins la regarder comme un effet de son intensité.... La gangrène du poumon semble même le plus souvent se rapprocher de la nature des affections essentiellement gangréneuses, telles que l'anthrax, le furoncle, etc., où l'inflammation périphérique paraît être plutôt effet que cause de mortification. » (Laënnec, t. I, p. 548).

On le voit, la gangrène primitive du poumon était à peu près la seule admise par Laënnec ; bien loin il rejetait la pneumonie comme cause de cette maladie : et en cela il a eu des imitateurs : M. Skoda, qui a écrit que considérer la gangrène du poumon comme une terminai-

son de la pneumonie est une idée surannée;
et les auteurs du *Compendium de médecine* : « Les
observations de pneumonies terminées par
gangrène sont assez nombreuses et assez au-
thentiques pour que l'on ne puisse refuser de
mettre l'inflammation parmi les causes de la
gangrène pulmonaire..... La pneumonie gangréneuse n'est jamais primitive ou franche.....
tantôt l'on trouve des tubercules, tantôt un
corps étranger, tantôt une apoplexie pulmonaire. » Cependant, après la publication de cet
article du *Compendium*, M. Monneret (*Archives
générales de médecine*, 1851, t. 25, 4ᵉ série) a
rapporté une observation en tête de laquelle on
lit : pneumonie aiguë du poumon gauche terminée par gangrène et perforation au poumon;
et comme preuve de ce qu'il avance, M. Monneret invoque la couenne inflammatoire très-
abondante des saignées : la constitution très-
forte de la malade, le traitement énergique qui
n'a point enrayé la marche de cette pneumonie
aiguë gangréneuse.

Sur 50 cas de gangrène du poumon que j'ai
observés, dit M. Grisolle dans son *Traité de la
pneumonie*, aucun n'a succédé à une pneumonie
légitime, et M. Genest, dans un mémoire publié
par la *Gazette médicale*, année 1836, p. 656, ne
croit pas que l'inflammation pulmonaire seule

puisse produire le sphacèle du poumon. Si l'on interroge la pathologie des enfants, on y trouve, je ne dirai pas la négation de la pneumonie franche comme cause de gangrène, mais on ne trouve pas cette étiologie mentionnée.

M. Baudet, dans les *Archives de médecine*, 1843, publie un mémoire sur la gangrène du poumon chez l'enfant, et en cherchant les causes ne parle que des pneumonies secondaires, de l'influence des saisons et de l'état hygiénique. M. Barrier passe aussi sous silence la pneumonie quand il traite de l'étiologie de la gangrène du poumon.

Tout en respectant ces puissantes autorités, je ne puis me ranger à leur opinion; et cherchant ailleurs un appui que je n'y trouve point je dirai que la gangrène du poumon termine la pneumonie franche.

Dans le 3e vol. de *la Clinique médicale*, M. Andral rapporte la première observation de gangrène succédant à une pneumonie franche; il y eut séparation complète de l'eschare et formation d'une cavité ulcéreuse autour de celle-ci : à cette époque, M. Andral se demandait si, après l'évacuation des parties mortes, les parois de l'ulcère ne peuvent pas se rapprocher, la cicatrisation s'opérer, et la santé se rétablir : maintenant nous pouvons répondre à ces questions par l'affirmation ainsi que le prouve la troisième observation que nous rapportons. Un autre fait vient donner raison au titre du chapitre IV de maladies de poitrine de M. Andral et appuyer notre proposition.

Depuis lors les recueils de médecine ont publié des faits semblables en assez grand nombre. M. Corbin, dans un mémoire consigné dans le *Journal hebdomadaire*, 1830, t. VII, p. 127, rapporte une observation de gangrène au poumon ayant succédé à une pneumonie aiguë franche; M. Pelletan, dans les *Mémoires de l'Académie de médecine*, cite un fait semblable (obs. 57, page 281); M. Fournet, dans le journal l'*Expérience*, 1837, page 327, fait l'histoire d'une pneumonie de tout le poumon droit avec bronchite généralisée qui suivit une marche très-rapide et se termina par la gangrène d'une partie du poumon hépatisé.

Dans ses conférences faites à la Pitié, M. le professeur Béhier a rassemblé quatre faits : aussi a-t-il pu dire que la terminaison par gangrène de la pneumonie, niée pendant longtemps par plusieurs auteurs, doit être admise aujourd'hui.

Contrairement à l'opinion de Barrier et Boudet, MM. Barthez et Rilliet paraissent admettre la proposition que nous avons formulée ici, quoique aucune observation propre ne leur soit venue en aide, se fondant sur les faits rapportés par MM. Chavignez et West.

Quoiqu'il ne rapporte pas de faits, Graves s'exprime ainsi à la page 81 de la *Clinique médicale* : « Il n'est pas commun d'observer la gangrène du poumon à la suite d'une pneumonie chronique; elle est plus ordinairement le résultat d'une phlegmasie aiguë très-intense, et elle serait alors dans les premières périodes de la maladie. »

Avant la publication du fait de Graves. M. Andral, dans sa Clinique, M. Charcot, dans sa thèse d'agrégation, avaient tous deux rapporté un fait de pneumonie chronique à laquelle la gangrène du poumon avait succédé.

Tels sont les auteurs chez lesquels nous avons trouvé, je ne dirai pas l'affirmation de ce que nous avons avancé, mais chez lesquels nous avons rencontré ces observations auxquelles nous joignons les nôtres.

Quoiqu'ayant accusé les anciens de trop juger par analogie, nous ne pouvons nous résigner à ne pas appeler la médecine comparée à notre secours, et nous voyons que la pneumonie fréquente chez le cheval a souvent pour terminaison la gangrène au poumon. Lisons, pour nous en convaincre, ce que dit M. Bouley dans

le *Recueil de médecine vétérinaire pratique*,
tome III, 3e série, page 27: «La terminaison par
gangrène de l'inflammation pulmonaire est très-
commune chez le cheval; la fréquence de cette
complication funeste se rattache à deux causes
principales : d'une part à la perfection de structure fonctionnelle de l'organe dans lequel les
canaux sanguins et aériens sont multipliés à ce
point que la trame celluleuse, base de tout
travail plastique, s'y trouve en quelque sorte
raréfiée, et ne présente pas au moment où l'inflammation détermine la stase du sang dans les
capillaires l'étendue de surface nécessaire pour
réagir contre la masse de liquide infiltré dans
ses aréoles; d'autre part la fluidité naturelle du
sang du cheval doit jouer un rôle principal
dans la production de la gangrène...»

On le voit, nous n'avons voulu que des faits
pour formuler notre dire; dans un grand
nombre d'ouvrages que nous avons lus sur la
gangrène pulmonaire, nous avons vu que la
pneumonie était placée en première ligne
comme cause de cette maladie. M. Corbin, dans
le *Journal Hebdomadaire*, 1830, t. VII, page 126;
M. Rostan dans le Dictionnaire en 30 volumes;
M. Laurence, dans le journal *l'Expérience*, 1840;
M. Leblaye, dans sa thèse inaugurale, 1844;
M. Berton et bien d'autres nous disent que la

gangrène du poumon est une des terminaisons de la pneumonie ; sans doute se reportaient-ils aux observations des autres. Aussi ne nous sommes-nous point appuyé sur ces auteurs et allons-nous rapporter les faits que nous avons recueillis l'année dernière dans le service de notre savant et honoré maître M. Moissenet.

OBSERVATION I.

Hôpital Lariboisière, service de M. Moissenet.

N....., 50 ans, femme de ménage ; salle Sainte-Claire, n° 4. Entrée le 6 octobre, 1864 ; morte le 13 octobre 1864. — Autopsie.

D'une bonne santé habituelle, cette femme dit avoir eu trois pneumonies ; elle dit n'avoir jamais toussé en dehors de ces trois maladies.

Le 27 septembre, elle fut prise d'un frisson qui dura deux heures, puis survinrent de la fièvre, de la toux, des douleurs thoraciques et abdominales, et le lendemain elle expulsa des crachats rouillés; on lui fit sur le côté gauche une application de collodion élastique.

Après avoir subi ce semblant de traitement pendant dix jours, elle arrive à l'hôpital. Sa faiblesse est très-grande, elle se plaint de souffrir dans le côté gauche ; n'a point d'appétit ni de diarrhée ; la respiration se fait 36 fois par minute, le pouls bat 108.

A la percussion, on trouve en avant et à gauche de la matité occupant le tiers supérieur des poumons ; le côté droit est sonore ; en arrière, matité occupant les fosses sus et sous-épineuses du côté gauche ; sonorité à droite. En un point large comme une pièce de cinq francs, en avant, l'auscultation fait découvrir du souffle mêlé de râles humides, et dans le reste de l'étendue du poumon où existe la matité, nous trouvons des râles sous-crépitants fixes. Respiration normale à droite. L'expectoration est muqueuse, peu aérée et remplit la moitié du crachoir.

Traitement : potion avec 4 grammes d'extrait de quinquina. Vin et nourriture.

7 octobre. Même état général, mêmes signes stéthoscopiques.

10 octobre. La malade nous dit que cette nuit, dans des efforts de toux, elle a rendu tout d'un coup une grande quantité de crachats, que ces crachats sont très-fétides, que ses expirations l'infectent. Nous trouvons son crachoir presque rempli de crachats grisâtres, épais, non aérés ; ceux qui sont à leur surface sont déchiquetés ; ils répandent une odeur nauséabonde. Dans le

point sous-claviculaire du côté gauche où nous avons noté du souffle, existe un souffle caverneux mêlé de grosses bulles humides. Dans le reste du poumon, où nous avons noté des râles sous-crépitants fins, existent des râles sous-crépitants plus gros et moins nombreux. Un peu de diarrhée, pas d'appétit. Pouls 104; 32 respirations par minute. Potion avec extrait de quinquina et teinture de cannelle.

Le 11. Grand affaiblissement et insomnie. Expectoration aussi abondante que la veille, grisâtre, fétide, intolérable; la malade nous dit que ses crachats ont une très-grande amertume. Souffle amphorique et gros râles muqueux sous la clavicule gauche, râles sous-cripitants dans le reste du poumon où existe la matité.

Respiration 32 fois par minute, pouls 96; même traitement.

Le 12. Mêmes symptômes qu'hier du côté du thorax. Diarrhée très-abondante, un peu d'œdème aux malléoles. Pas d'albumine ni de sucre dans les urines. Affaiblissement extrême.

Le 13. Pouls très-petit, incomptable; respiration anxieuse; 40 fois par minute.

Mort dans la journée.

Autopsie trente-six heures après.

A l'ouverture du thorax, nous voyons la partie supérieure du poumon gauche ne point revenir

sur elle-même et à sa surface l'on voit l'impres-
-sion des côtes. Vu à travers la plèvre, ce tissu
pulmonaire est rouge brun ; il résiste sous le
doigt et ne crépite pas.

Nulle part l'on ne trouve l'orifice faisant com-
muniquer la cavité pleurale avec la cavité bron-
chique ; point d'adhérence de la plèvre pariétale
à la plèvre pulmonaire.

Le tissu pulmonaire incisé est noirâtre, sans
noyaux apoplectiques ; à la pression, il s'en écoule
des mucosités mêlées de sang.

Au centre du lobe que nous examinons, un
peu plus près de la partie antérieure que de la
postérieure, nous trouvons une caverne assez
grande pour y loger une noix, caverne à parois
anfractueuses grisâtres : un filet d'eau détache
des débris énucléés et les entraîne.

Poumon sain à la base gauche et dans toute
l'étendue du côté droit. Pas de traces de tubercules ; trachée remplie de crachats grisâtres.
Cœur, foie et reins parfaitement sains.

Tout d'abord, je n'osais consigner cette observation dans ce travail, craignant que l'on pût
contester la pneumonie chez cette malade, non
que l'existence d'une pneumonie ayant précédé
la gangrène du premier me parût douteuse ;
mais parce que l'évolution de la pneumonie ne
s'était pas faite sous nos yeux. De plus, le sem-

blant de traitement qu'on avait fait subir à la malade me faisait hésiter. Mais, en étudiant la succession des phénomènes rapportés par la malade, et prenant pour point d'appui l'autorité de M. Moissenet, j'ai pensé qu'il était impossible de nier l'existence d'une pneumonie ayant déerminé la gangrène pulmonaire. En effet, cette malade, au milieu de la santé, est prise d'un frisson ; au frisson succède la fièvre, la fièvre s'accompagne de douleurs thoraciques siégeant sous l'omoplate ; une toux pénible vient s'y ajouter, et au bout de deux jours paraissent des crachats rouillés ; en même temps la malade nous dit que tout s'est passé comme dans ses autres fluxions de poitrine. Au cortége de tous ces symptômes, qui doutera de l'existence d'une pneumonie ?

Je ne pense pas, d'un autre côté, que la gangrène ait préexisté à la pneumonie, et qu'elle en ait été la cause ; la gangrène ne débute pas aussi brusquement au milieu de la santé, quelques signes précurseurs se montrent peu intenses, à moins qu'elle ne soit causée par une embolie.

L'origine de cette gangrène pulmonaire étant admise, quoi donc invoquer dans cette observation pour expliquer cette terminaison funeste ? Ici, comme dans toutes les observations que

nous avons lues et recueillies, rien ne peut en
rendre raison.

Si nous n'avions pas vu des malades soumis
à une thérapeutique des mieux dirigées éprouver
les mêmes accidents, peut-être chez cette femme
accuserions-nous le défaut de traitement ; jusqu'à ce qu'elle vînt à l'hôpital, on s'était con-
tenté de lui couvrir toute la paroi thoracique
gauche du collodion élastique; mais ne voyons
là qu'une fâcheuse coïncidence qui, tout au plus,
plaiderait contre l'expectation.

En rapportant cette observation, et en me
fiant complétement aux renseignements fournis
par la malade pour établir l'existence d'une
pneumonie, je me suis encore autorisé de l'exemple de M. Béhier qui, à la page 246 de son livre
de clinique médicale, cite l'observation d'un
malade entré au dix-neuvième jour de sa maladie. D'après tous les symptômes racontés par
ce malade, M. Béhier a établi son diagnostic
pneumonie, et cette pneumonie, comme dans le
cas que nous venons de rapporter, s'est terminée
par gangrène du poumon.

Notre idée de pneumonie, préexistant avant tout
autre affection chez notre malade, étant raison-
nablement établie, nous n'ajouterons que peu de
mots pour démontrer sans conteste la gangrène
pulmonaire, et pour cela revenons sur quelques-

uns des symptômes consignés dans l'observation.
Au onzième jour d'une pneumonie, alors que
la matité persistait, alors que l'auscultation don-
naît du souffle mêlé de râles humides, en un point
circonscrit, et des râles sous-crépitants dans le
reste de la portion enflammée du poumon ;
alors donc que tout pouvait faire croire que la
plus grande partie atteinte d'inflammation en-
trait en résolution, et qu'un point sous-claviculaire était probablement passé au troisième degré,
c'est-à-dire au ramollissement gris, notre malade est prise d'un violent accès de toux, et une
expectoration très-abondante, une sorte de vomique, succède à cet accès ; les crachats ont une
odeur très-fétide, l'expiration est aussi fétide
que les crachats ; ils sont grisâtres et offrent
enfin tous les caractères de l'expectoration
gangréneuse. Le pus, en général, n'a point
cette odeur, et du reste, si le doute avait été
permis, le microscope serait venu l'enlever.

En effet, mon excellent collègue et ami, M. le
Dʳ Cornil, dont l'habileté est connue de tous, a
bien voulu se charger de l'examen des crachats,
et il y a trouvé des fibres élastiques au poumon
en voie de destruction.

Avec tous les renseignements quand est venue
l'autopsie, il n'est venu à l'idée de personne de
discuter si la caverne que nous avions sous les

yeux était ou un abcès du poumon, ou une caverne tuberculeuse ; mais tous, nous avons considéré cette caverne comme ayant été produite par une portion gangrénée et expectorée d'un poumon enflammé.

Si, dans l'observation précédente, il nous a fallu, pour remonter à la source de la gangrène pulmonaire, nous en rapporter aux impressions de la malade, il n'en est plus de même de la suivante. Le malade, arrivé au quatrième jour de la maladie, nous a présenté un cas très-net de pneumonie franche. Presque sous nos yeux cette pneumonie s'est développée, et sous nos yeux aussi elle a marché vers sa terminaison par gangrène. Je vais la rapporter avec quelques omissions de détails pour éviter les redites.

OBSERVATION II.

D..., 52 ans, journalier, entré le 25 septembre 1864; mort le 19 novembre 1864, hôpital Lariboisière, salle Saint-Jérôme, numéro 31.

Pneumonie aiguë, franche, terminaison par gangrène pulmonaire. Autopsie.

Ce malade dit être d'une bonne santé habituelle et n'avoir jamais eu que de légères indispositions. Malgré les travaux pénibles des champs, où il est exposé à toutes les intempéries, il ne tousse jamais :

La moisson terminée, il fut retenu au lit par un violent lombago. Depuis huit jours, il avait repris ses travaux, lorsque, il y a quatre jours, il ressentit un frisson très-intense qui dura plusieurs heures ; à ce frisson se joignirent des vomissements, et le lendemain apparurent la toux et la douleur de côté, siégeant au-dessous du mamelon gauche.

Nous trouvons le malade avec le visage injecté, la peau brûlante et moite; le pouls bat 112; la toux est fréquente sans expectoration, et la respiration se fait 28 fois par minute.

La percussion ne fait constater qu'une diminution de sonorité à la base du poumon gauche: en cet endroit le murmure vésiculaire est remplacé par le bruit que l'on perçoit en appliquant son oreille sur un grand coquillage (bruit de conque). Sonorité et respiration normales dans le reste de l'étendue du poumon et de l'autre côté. — Traitement : tartre stibié, 0,05 centigr. dans 125 gr. de potion. Tisane pectorale.

Le 20. Mêmes symptômes, mêmes signes plessimétriques et stéthoscopiques. Pouls, 104; 30 respirations par minute. Quelques crachats couleur jus de pruneaux, visqueux.

Le 28. Matité bien nette occupant tout le tiers

inférieur du poumon gauche ; dans toute l'étendue de cette matité, on entend des râles crépitants, sans souffle. Crachats sanglants, visqueux. Pouls, 112. — Même traitement.

Le 29. Toujours même matité ; les râles crépitants, que l'on ne perçoit que dans les efforts de toux, ont été remplacés dans les inspirations ordinaires par de gros rhonchus corde de basse. Crachats toujours sanglants. Pouls, 100. Hyposthénisation notable.

Le 30. Mêmes symptômes, même hyposthénisation. On remplace l'émétique par une potion avec extrait de quinquina.

1ᵉʳ octobre. Pouls, 120. On ne perçoit plus de râles crépitants ; l'on n'entend plus qu'un souffle sec dans toute l'étendue de la matité. Vibrations thoraciques très-fortes. Crachats toujours sanglants et visqueux, peu abondants. Un peu de diarrhée ; subdélirium pendant la nuit.

Le 2. Même état. Pouls, 112.

Le 3. Grand abattement ; langue sèche, dents fuligineuses ; quelques râles sous-crépitants se font entendre au milieu du souffle. Pouls, 120 ; 36 respirations par minute.

Le 5. Râles sous-crépitants dans presque toute la hauteur du poumon gauche, souffle persistant à la base. État général meilleur.

Pouls, 84. Pas de selles. — Huile de ricin, 15 grammes.

Les urines, rouges et très-abondantes, sont analysées; on n'y trouve ni sucre ni albumine.

Le 8. Malgré l'état très-satisfaisant du poumon et les signes stéthoscopiques qui annoncent la résolution d'une pneumonie, le malade est dans un état de prostration assez grave : la toux a été très-fréquente cette nuit, l'expectoration très-abondante; ce sont des crachats muco-purulents. L'auscultation fait constater à la base, du côté gauche, en arrière, dans une étendue grande comme la paume de la main, du souffle mêlé de râles sous-crépitants; la matité en ce point persiste plus grande que dans le reste du poumon où existait la pneumonie.

Pouls, 104. Pas de diarrhée, pas d'appétit.

Le 10. Mêmes symptômes et mêmes signes. Expectoration très-abondante ayant les mêmes caractères.

Le 12. Expectoration toujours très-abondante, grisâtre, épaisse, répandant une odeur bien caractérisée de gangrène pulmonaire; expiration fétide. Gros râles humides dans le point où, il y a quatre jours, nous avons constaté du souffle et des râles sous-crépitants. Pouls, 90; respiration, 24. Grand abattement.

Le 15. Adynamie toujours croissante; odeur

de plus en plus infecte des crachats. Au tiers inférieur du poumon, le long de la colonne vertébrale, au point où nous avons vu persister le souffle, il existe, dans la largeur de 5 à 6 centimètres, du souffle caverneux mêlé de gros râles humides; la percussion y fait constater le son de pot fêlé.

Le 20. État général meilleur. Toujours du souffle mêlé de gros râles humides; crachats très-fétides; odeur infecte de l'expiration. — Nourriture et toniques.

Le 29. Souffle s'entendant dans une moins grande étendue, toujours mêlé de gros râles humides; râles muqueux dans tout le tiers inférieur du poumon gauche. Même odeur des crachats et de l'expiration. Pouls, 96.

Le 30. État général moins satisfaisant; prostration asssez marquée, langue sèche, pas d'appétit; expectoration très-abondante et présentant toujours les mêmes caractères; mêmes signes stéthoscopiqes. Pouls petit, battant 104 pulsations.

5 novembre. État adynamique très-grand; pouls petit, précipité; sueurs abondantes la nuit; pas d'appétit; diarrhée; marche progressive et persistante de tous ces symptômes; la diarrhée est incessante et très-liquide. La mort arrive le 11 novembre.

Autopsie vingt-huit heures après la mort.

Les poumons ne présentent aucune adhérence avec la plèvre costale. A sa partie postérieure et inférieure, le poumon gauche paraît noirâtre, gorgé de sang ; cependant, à la pression, il revient sur lui-même en faisant entendre une douce respiration. Une incision large et profonde, pratiquée sur son bord postérieur, pénètre dans une caverne assez grande pour y loger un œuf de pigeon. 2 centimètres environ de tissu pulmonaire la séparent de la plèvre ; elle présente sur ses parois des détritus filamenteux, noirâtres, que l'on peut comparer, comme l'a fait M. Andral, aux conferves des ruisseaux, moins la couleur : enlevant ces détritus par un filet d'eau et par le grattage avec le manche d'un scalpel, ou arrive sur le tissu du poumon, dur, résistant, dans une épaisseur variant de un-demi à 2 centimètres.

Point de tubercules dans l'un ou l'autre poumon.

Tous les viscères sont sains, si ce n'est le foie qui, avec son volume normal, paraît un peu gras.

OBSERVATION III.

Bernard L....., 59 ans, domestique, n° 28, Saint-Jérôme. Entré le 25 août 1864.

Pneumonie aiguë, terminée par gangrène. Guérison.

Ce malade ne connaît dans sa famille aucune maladie héréditaire. En 1841, il eut une attaque de rhumatisme articulaire aigu généralisé, qui dura quatre mois, et ne laissa aucun symptôme du côté du centre circulatoire. L'année suivante, il eut une nouvelle attaque beaucoup moins grave que la première et qui ne dura que quinze jours. Depuis cette époque, il a toujours été bien portant : il ne fait point d'excès et vit dans de bonnes conditions hygiéniques.

Il y a trois semaines, ce malade commença à tousser, ses crachats étaient muqueux, abondants, ne présentant pas de traces de sang. Il se présente à l'hôpital après avoir ressenti la veille un violent point de côté sous le mamelon droit, point de côté précédé de quelques heures d'un frisson et d'une fièvre assez intense. A la percussion, l'on trouve de la submatité dans l'aisselle du côté droit, s'étendant en arrière jusqu'à l'angle inférieur de l'omoplate. Aux deux bases, sous les clavicules et dans les fosses sus et sous-épineuses, l'on trouve de la sonorité. A l'auscultation, l'on entend des râles muqueux disséminés des deux côtés dans toute la hauteur de la poitrine ; dans l'aisselle du côté droit, on perçoit des râles crépitants que les efforts de toux envoient par bouffées dans l'oreille. Bruits du cœur normaux , pas d'appétit, pas de vomissements, pas de diarrhée. Pouls, 96. Crachats abondants, visqueux, adhérents au crachoir; quelques-uns sont striés de sang. — Traitement : tisane pectorale ; julep gommeux, 125 grammes; tartre stibié, 5 centigrammes.

26 août. Mêmes symptômes; quelques vomissements. Pouls, 96 , moins plein que la veille. Crachats visqueux, mêlés de sang en plus grande quantité. Matité bien nette succédant à la submatité; râles crépitants dans toute son étendue. — Même traitement.

Le 28. Expectoration plus abondante, crachats visqueux, jus de pruneaux, mélangés à une très-grande quantité de crachats muqueux, souffle dans l'aisselle, mêlé de râles crépitants fins ; râles sous-crépitants et sibilants dans toute la hauteur des deux côtés ; pouls, 88 ; 28 respirations par minute. — Même traitement.

Le 29. Expectoration toujours très-abondante ; crachats moins visqueux présentant quelques traces de sang ; souffle et râles crépitants dans l'aisselle ; râles sibilants et ronflants dans toute la hauteur des deux côtes. Hyposthénisation notable. — Potion, 125 grammes; émétique, 5 centigrammes. — Potion, 125 grammes; extrait de quinquina, 10 grammes.

4 septembre. Le malade, dont l'état était satisfaisant hier encore, tombe dans une adynamie profonde ; sa pâleur est extrême ; son pouls, précipité, bat 108. Il n'a plus faim et a des envies de vomir (on avait cessé l'émétique depuis deux jours). L'auscultation dans l'aisselle fait encore constater du souffle, mais ce souffle est mélangé de gros râles humides ; crachats muqueux très-abondants. — Vin de quinquina, bouillon.

Le 8. Les crachats, de plus en plus abondants (le malade remplit une cuvette chaque jour), prennent une couleur grisâtre et une odeur fétide de gangrène ; quelques-uns sont striés de sang. Gros râles humides mélangés au souffle persistant ; pas de diarrhée ; pouls, 104.

Tout le mois de septembre, la même expectoration fétide de gangrène persiste aussi abondante. Malgré une extrême faiblesse, le malade se soutient sans diarrhée, sans sueurs profuses la nuit, sans redoublement de fièvre le soir. Le pouls oscille entre 88 et 104 pulsations. L'expiration est aussi fétide que les crachats. L'appétit revient un peu et le malade boit 500 à 600 grammes de vin par jour.

8 octobre. Depuis quelques jours, l'expectoration diminue, et aujourd'hui l'odeur des crachats est beaucoup moins fétide. Dans le point

où existait la pneumonie, on trouve du souffle amphorique auquel viennent se mêler de gros râles caverneux ; la percussion y détermine le son de pot fêlé.

Le 25. Bon appétit, pas de diarrhée. Pouls, 84. Depuis ce jour l'expectoration diminue et perd les caractères de gangrène ; le point où existait le souffle se rétrécit, lorsque le malade est pris d'une diarrhée très-abondante. — Diète ; sous-nitrate de bismuth, 8 grammes ; deux lave-ments laudanisés.

5 novembre. Pas de résultat satisfaisant à ces antidiarrhéiques. On fait prendre au malade 100 grammes de viande crue, puis 200 et 300 grammes.

Le 15. Le malade n'a plus que deux selles normales par jour. Du côté de la poitrine, en-core un peu de souffle en un point sous l'ais-selle ; quelques bulles au milieu de ce souffle. Déplissement pulmonaire normal autour de cette caverne, qui se rétrécit peu à peu. Expectoration jaunâtre sans odeur, remplissant la moitié du crachoir.

Le 20. Souffle à peine sensible ; quelques râles muqueux disséminés aux deux bases. Aux deux sommets, la percussion et l'auscultation donnent des signes négatifs.

Le 5. Départ pour Vincennes.

La coïncidence d'une bronchite pourra-t-elle autoriser à dire que nous avons rapporté une observation de gangrène des extrémités dilatées des bronches ainsi que l'a décrite M. Briquet dans les *Archives*, 3e série, t. II, p. 1, M. Lassègue dans les *Archives* de 1857, t. II, p. 26, et M. Trousseau dans sa Clinique, sous le titre de *Gangrène curable du poumon?* Tous les signes stéthoscopiques, et tous ceux qu'a fournis la percussion s'y opposent. La matité persistante, les râles crépitants, les râles humides, le souffle amphorique, le bruit de pot fêlé, dénotent manifestement qu'une pneumonie a existé, qu'une caverne l'a suivie, et la fétidité des crachats ne permet pas de nier que cette caverne a succédé à une gangrène pulmonaire. Et le malade ne succombant pas à la lésion, ne succombant pas à l'empoisonnement et à la diarrhée, nous avons pu constater chaque jour que la caverne se rétrécissait et se comblait. Comment s'est faite la cicatrisation de cette caverne? C'est ce que l'autopsie que nous rapportons à la fin de l'observation suivante nous permettra d'établir. (Je dois cette observation à l'obligeance de M. Laurent, externe du service. Qu'il reçoive ici mes bien sincères remercîments.)

OBSERVATION IV.

Salle Sainte-Claire, n° 26, service de M. Moissenet.

Françoise, 60 ans, sans profession, entrée le 17 novembre 1865.

Pneumonie, gangréne pulmonaire, abcès du foie, pleurésie. — Autopsie.

Cette femme qui vit dans de bonnes conditions hygiéniques, est d'une santé ordinairement excellente ; elle dit n'avoir jamais fait de maladie qui l'ait retenue au lit ; elle dit aussi ne s'être enrhumée que quelques fois. Il y a huit jours elle fut prise d'un frisson très-intense, à ce frisson succéda la fièvre, la toux et une douleur de côté. La malade rapporte qu'après trois jours les crachats étaient jaunes, couleur sucre d'orge. Elle arrive à l'hôpital sans avoir suivi de traitement. Les crachats ont encore les mêmes caractères, le point de côté existe aussi. A la percussion cette douleur s'exagère, et dans les deux tiers inférieurs du poumon droit en arrière on trouve de la matité ; sonorité de l'autre côté et en avant. L'auscultation fait découvrir du souffle dans un point très-limité de la matité, c'est vers l'union du tiers inférieur du poumon avec les deux tiers supérieurs et le long de la colonne vertébrale ; ce souffle, dans les fortes inspirations, est mêlé de râles crépitants fins ; râles crépitants de retour dans le reste de la matité ; rhonchus des deux côtés de la poitrine et râles sibilants. Bruits du cœur normaux.

Pas de selles, langue blanche, pas de vomissements. Pouls plein, fort, régulier, battant 104.

Potion, 125 gr.; émétique, 0,05 centigr. Vésicatoire à la base du poumon droit.

17 novembre. Disparition du souffle ; quelques bouffées de râles crépitants fins, râles sibilants des deux côtés. Plus de point douloureux thoracique, pas de vomissements, selles abondantes; pouls moins plein, battant 96.

Le 18. Expectoration extrêmement abondante, crachats grisâtres, sans odeur, ayant l'apparence du pus mélangé de salive ; râles crépitants dans le point où nous avons signalé du souffle, râles sous-crépitants dans le reste de l'étendue du poumon, retentissement de la voix. Un peu d'abattement; pouls, 76.

Potion, 125 gr.; extrait de quinquina, 4 gr. On supprime l'émétique.

Le 22. Quelques râles sous-crépitants dans le point où existait le souffle. Pouls, 76; bon appétit.

Le 23. Réapparition du souffle ou des râles crépitants dans les fortes inspirations, fièvre. Pouls régulier, 104.

Vésicatoire; 20 gr. d'huile de ricin.

L'expectoration très-abondante remplit un crachoir de crachats grisâtres, mélangés de salive, sans odeur.

Le 24. Souffle moins sec, mêlé de râles humides. Altération des traits, abattement. Pouls petit, forte respiration, 32 par minute.

Le 25. Même état, expectoration toujours très-abondante, sans odeur; râles humides, plus nombreux.

Le 26. Expectoration excessivement fétide, grisâtre, remplissant un crachoir et le fond d'une cuvette. Sous nos yeux le malade, dans des efforts de toux, rend par vomissements, à pleine bouche, une grande quantité de crachats extrêmement fétides. A l'auscultion, l'on entend de gros râles humides dans ce point où le souffle s'est montré persistant, et dans les efforts de toux, un souffle caverneux profond.

Tisane de camomille, potion, 125 gr.: teinture de cannelle, 10 gr.

Le 27. Même expectoration. Nouvelle vomique, l'état général se soutient assez bien. Pas de fièvre, pas de diarrhée.

Le 29. Souffle caverneux dans le point signalé à la base du poumon droit, le long de la colonne vertébrale, matité en ce point. Expectoration remplissant deux ou trois crachoirs et ayant toujours la même fétidité. Assez bon état général, pas de fièvre, pas de diarrhée, bon appétit.

Le 30. Mêmes signes stéthoscopiques. Souffle tubaire et gros râles humides dans les efforts de toux. Salive en grande abondance dans les crachats.

6 décembre. Vomique très-abondante de crachats jaunes, verdâtres, très-fétides, présentant toutes les apparences de pus mêlé à de la bile. M. le Dr Cornil n'y trouve au microscope aucun des éléments de la bile, mais il y constate l'existence de fibres-cellules du poumon. M. Moissenet n'hésite pas à affirmer l'existence d'un abcès du foie.

8. Fétidité et abondance extrême de l'expectoration qui présente toujours la coloration verdâtre. A l'auscultation tout d'abord l'on entend quelques gros râles, mais après l'expectoration de quelques crachats, on n'entend plus que du souffle amphorique. A la percussion, bruit de pot fêlé, sonorité exagérée dans une étendue de 5 à 6 centimètres en hauteur sur 4 à 5 de largeur. Pas de diarrhée, ni sucre, ni albumine dans les urines.

Le 9. Diarrhée très-abondante.

Toniques et antidiarrhéiques.

Le 14. Crachats toujours jaunes, verdâtres, prenant la coloration verte par l'acide azotique, coloration qui au bout de six à huit minutes se change en jaune ; cependant le microscope n'y décéle point les éléments de la bile. Toujours du souffle amphorique, mêlé de gros râles, s'entendant dans une moins grande étendue. Bon état général, plus de diarrhée.

Le 24. Crachats toujours jaunes, verdâtres, salive à la surface, l'odeur de gangrène a disparu et lorsque l'on transverse ces crachats, ils tombent tout d'une masse ayant tout l'aspect de pus que l'on aurait traité par l'ammoniaque. Pas de fièvre, pas de diarrhée, bon appétit.

Ayant quitté l'hôpital au 1ᵉʳ janvier, je n'ai pu prendre moi-même la fin de cette observation. Mon collègue, M. Lemattre, a bien voulu me donner quelques renseignements et me rédiger l'autopsie.

La malade allait de mieux en mieux, le souffle disparaisssait, ce qui annonçait la cicatrisation le la caverne ; les crachats moins abondants avaient perdu leur coloration verdâtre. L'odeur de gangrène n'avait plus reparu, lorsque le 7 février au soir, une vive douleur se manifesta à la base droite de la poitrine. On constate tous les signes d'une congestion pulmonaire, mais l'existence d'un point de côté violent fait craindre un épanchement ; le pouls marque 108, la respiration 48. On prescrit des révulsifs sur tout le corps, principalement aux extrémités inférieures. La malade est un peu soulagée, mais à onze heures du soir, la dyspnée augmente tout à coup et la malade meurt.

Autopsie : 34 heures après la mort.

A l'ouverture de la poitrine, on constate du côté droit un épanchement fibrineux, nullement purulent, occupant le tiers de la cavité pleurale; la plèvre pulmonaire et la plèvre costale présentent de fortes adhérences, la base droite est soudée au diaphragme, et le long de la colonne vertébrale existe un orifice de communication entre le poumon et le foie. Le sommet du poumon droit renferme quelques tubercules crus; à la base, l'on trouve, en pratiquant une incision, une excavation communiquant d'un côté avec le foie, de l'autre avec les bronches.

Cette caverne, où l'on peut loger une petite noix, est en voie de cicatrisation présentant à la périphérie une couche de tissu cellulaire, épaisse de 3 millimètres environ. La base entière de ce poumon est congestionnée et surnage l'eau difficilement; on n'y trouve point de tubercules. On trouve dans le foie une caverne plus grande que celle du poumon, remplie de pus et de bile; elle se trouve près de la face convexe et présente une déchirure qui la met en communication avec la caverne pulmonaire.

En examinant attentivement cette observation nous voyons avec quelle exactitude tous les symptômes qui y sont consignés se rapportent à une lésion anatomique.

Il n'y a point de doute possible sur l'existence d'une pneumonie franche malgré la présence de quelques tubercules; ces tubercules petits, en nombre peu considérable, se trouvent tous au sommet du poumon droit, tous sont à l'état de crudité; la base du même côté, le poumon gauche, n'en offrent pas de trace; l'on ne peut donc considérer comme une caverne tuberculeuse la cavité que nous avons trouvée à la base droite.

Quoique le microscope n'ait point découvert les éléments de la bile dans les crachats, l'épreuve chimique en a révélé la présence, et quoique la malade n'ait offert aucun signe d'hépatite et de formation d'abcès dans le foie, M. Moissenet n'hésite pas à dire qu'un abcès du foie existe et que cet abcès déverse et bile et pus dans la caverne pulmonaire.

Au 24 décembre, l'on ne trouve plus aux crachats leur odeur de gangrène, ils sont toujours colorés en vert bilieux; M. Moissenet en conclut que ce tissu gangrené est éliminé, que les parois de la caverne se recouvrent d'une membrane cicatricielle et que cette caverne communique toujours avec les bronches qui déversent au dehors les produits de l'abcès du foie.

Ainsi donc, au début, les premiers symptômes nous font dire qu'il existe une pneumonie ; plus tard, les signes sthétoscopiques, les crachats gangréneux nous permettent d'affirmer qu'il existe une caverne, que cette caverne communique avec un abcès du foie, la présence de la bile dans l'expectoration nous met sur la voie de ce diagnostic ; et plus tard encore nous pourrons sûrement dire que la caverne se cicatrise mais que toujours elle communique avec les bronches et l'abcès du foie.

L'autopsie est venue en tout point confirmer l'opinion déjà si affirmative de mon savant maître.

Quant à la pleurésie et à la congestion pulmonaire qui sont venues terminer la maladie, il ne nous a pas été donné de les constater ; assurément elles n'existaient pas quand nous avons quitté la malade ; elles doivent être considérées comme des complications qui sont venues entraver une convalescence bien établie. L'état général très-bon de la malade, la membrane cicatricielle de nouvelle formation qui tapissait les parois de la caverne pulmonaire nous autorisent à le dire.

L'autopsie nous a encore dit comment se cica-
trisent les cavernes pulmonaires; des couches
de tissu cellulaire s'accumulent et finissent par
les combler en s'organisant; elles n'offrent rien
qui les différencie du tissu inodulaire que l'on
rencontre dans les autres régions; cependant
l'on ne peut dire que ce tissu dans le cas qui
nous occupe devient poumon comme le cal
osseux devient os, les cicatrices nerveuses
deviennent substance nerveuse, etc. Jetant un
coup d'œil restrospectif sur les faits que nous
venons de rapporter et analysant ceux que nous
avons trouvés dans les auteurs, nous pouvons
dire :

La pneumonie franche aiguë peut se terminer
par la gangrène du poumon.

On ne peut, avant que les symptômes carac-
téristiques de la gangrène se soient montrés,
dire que telle pneumonie sera suivie de gangrène pulmonaire.

Dans la gangrène du poumon qui suit la
pneumonie, il n'y a point d'hémoptysie, accident
fréquent des gangrènes pulmonaires primitives.

Dans les faits que nous avons vus, l'élimina-
tion de l'eschare s'est produite avant la mort;
l'inflammation périphérique doit donc être con-
sidérée comme préservatrice de l'hémoptysie.
Quoique très-grave, le pronostic de cette termi-

naison n'est pas infailliblement la mort ; nous avons rapporté un cas de guérison (obs. 3).

Comment expliquer cette issue de la pneumonie ? Si dans un grand nombre de cas, l'on doit, à l'exemple de M. le professeur Béhier, en rejeter la raison sur la constitution du sujet, sur les conditions dans lesquelles il se trouve placé, en un mot, sur le terrain dans lequel se développe la phlegmasie, il ne doit pas en être toujours ainsi. Dans nos observations (obs. 2), un seul malade fatigué par les travaux des champs pouvait peut-être offrir une prédisposition.

Aussi, dans les autres faits, faut-il étudier l'anatomie pathologique de l'inflammation pour trouver une explication qui satisfasse l'esprit. Que se passe-t-il dans un tissu enflammé ? Deux grands phénomènes : la stase du sang et la sécrétion d'un produit pathologique, et, dit M. le professeur Cruveilhier, le second est de beaucoup le plus important. L'abondance de la lymphe plastique sécrétée ne peut-elle pas expliquer la gangrène ? Cette lymphe plastique ne peut-elle pas étrangler le tissu pulmonaire de telle sorte que les vaisseaux nourriciers n'y puissent plus porter le sang ?

Quoique difficile à prouver, cette opinion a, nous croyons, quelque valeur, si l'on considère que la pneumonie est la maladie dans laquelle les phénomènes inflammatoires sont les plus violents, où le sang de la saignée est le plus couenneux. Et alors nous nous joignons aux auteurs qui ont avancé qu'une inflammation extérieurement violente peut produire la gangrène du poumon dans la pulmonie franche.

A. PARENT, imprimeur de la Faculté de Médecine, rue Mr-le-Prince, 31.